儿童外周静脉短导管置入与维护

主　　编　张琳琪　吴旭红

副 主 编　谢鑑辉　聂晓燕　董洁景

编　　者　（按姓氏笔画排序）

王　伟　王　璐　白志媛

冯　俊　刘丽丽　刘海蓉

宇亚娟　俞　珍　聂晓燕

徐　群　涂满梅　黄砚屏

黄雀兰　崔雪霞　葛廷瑱

董洁景　谢鑑辉　戴　谦

U0274778

科学出版社

北京

内 容 简 介

本书以规范儿科静脉护理操作为目的，融入了国内外静脉治疗的新理论、新技术，对儿童外周静脉短导管的置入与维护等相关内容进行了较为详细的阐述。本书共分为 5 章，内容包括外周静脉短导管的概述，置管前的评估、输液工具的选择等准备工作，重点对儿童外周静脉短导管置入、维护和拔除操作进行了详细叙述，并就关键流程加以重点提示。本书内容全面、新颖、实用，并附有大量彩图，生动形象。本书可作为各级医院儿童静脉治疗的培训和临床实践指导用书。

图书在版编目（CIP）数据

儿童外周静脉短导管置入与维护 / 张琳琪，吴旭红主编 . —北京：科学出版社，2021.11
ISBN 978-7-03-070454-2

Ⅰ. 儿… Ⅱ. ①张… ②吴… Ⅲ. 小儿疾病 – 静脉 – 导管治疗 Ⅳ. ① R720.5 ② R459.9

中国版本图书馆 CIP 数据核字（2021）第 221611 号

责任编辑：池 静 / 责任校对：张小霞
责任印制：赵 博 / 封面设计：涿州锦晖

科学出版社 出版
北京东黄城根北街 16 号
邮政编码：100717
http://www.sciencep.com
北京画中画印刷有限公司 印刷
科学出版社发行 各地新华书店经销
*
2021 年 11 月第 一 版 开本：880×1230 1/32
2021 年 11 月第一次印刷 印张：2 1/2
字数：82 000
定价：50.00 元
（如有印装质量问题，我社负责调换）

前　言

外周静脉短导管具有操作简便，减少静脉穿刺频率的明显优势，在临床得到了广泛应用。

儿童患者身体发育情况跨度大，静脉短导管置入和维护操作中存在较大差异。为使广大儿科护理同仁能够规范、正确使用外周静脉短导管，保证输液安全，降低并发症发生，我们特邀国内多位静脉治疗护理专家，共同编写了本书，以期为儿科临床静脉治疗工作提供参考。本书注重临床实践，主要就儿童常用外周静脉短导管置入与维护的评估、操作、使用和并发症处理提供了理论依据和具体的措施。本书围绕临床护士实际操作过程中的难点和重点，用通俗易懂的文字和多幅彩色图片加以表述，力求突出实用性、操作性，便于理解和记忆，是儿科静脉输液治疗领域不可或缺的工具书。

在本书的编写过程中，编者们先后多次对有关内容进行循证和讨论，力求科学、严谨、实用、先进，在此过程中也得到全国多家医院的专家支持，借此表示衷心的感谢。

书中如有不妥之处，真诚希望护理同仁提出宝贵意见。

张琳琪

2021 年 10 月

目　录

第一章 绪 论

第一节 外周静脉短导管概述

外周静脉短导管（留置针）于 20 世纪 80 年代引入我国，目前已在临床上广泛应用。外周静脉短导管操作简单、使用方便，套管具有柔软、可随血管形状弯曲的特点，可以在血管中呈漂浮状态，对血管刺激小，可减少液体渗出或外渗，减少静脉穿刺频率，使患儿更为舒适。外周静脉短导管一般可留置 3～4 天，宜用于短期静脉输液治疗，不宜用于腐蚀性药物或渗透压过大等药物持续性静脉输注。穿刺时将外套管和针芯一并刺入血管中，当外套管送入血管后，撤出针芯，仅将柔软的外套管留在血管内进行输液。

1. 外周静脉短导管（密闭式）的组成，见图 1-1。

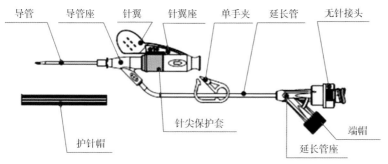

导管　导管座　针翼　针翼座　单手夹　延长管　无针接头

针尖保护套

护针帽

端帽

延长管座

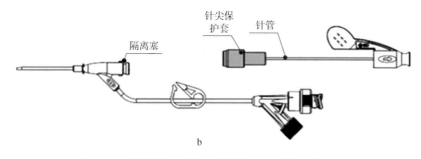

b

图 1-1　外周静脉短导管（密闭式）组成示意图

2. 外周静脉短导管（密闭式）各部件的名称及功能，见表 1-1。

表 1-1　外周静脉短导管（密闭式）各部件的名称及功能

部件名称	组成	物品
输液接口	与输液、输血、注射器具连接的接口（无针接头或穿刺式连接件）	无针接头　　　穿刺式连接件（肝素帽）
导管组件	由导管、导管座、延长管、延长管座、端帽及其附件组成的装配件	
针管组件	由针管、针翼、针翼座及针尖保护套组成。导管部分宜不透 X 射线（导管上会添加硫酸钡条带，可能会有 3、4 条甚至 6 条硫酸钡条带）	
延长管	导管组件上的延长管应柔软、透明，并无明显机械杂质、异物，无扭结	

部件名称	组成	物品
阻断装置	导管组件上如果有延长管，应有锁止夹或单手夹等阻断装置，且能在使用过程中不损伤延长管。阻断装置在阻断状态下通入 20kPa 的液压持续 15 秒应无液体通过	单手夹（拇指夹）　　锁止夹（滑动夹）
防针刺保护装置	针尖保护装置在激活后，会将针尖包裹，避免医护人员和患儿受到针刺伤害	

3. 使用外周静脉短导管的目的

（1）导管质地柔软并富有弹性，不易刺破血管，减少对血管的损伤。

（2）外周静脉短导管留置时间相对较长，可避免反复穿刺，减轻患儿痛苦。

（3）保持静脉通畅，方便抢救、给药等。

第二节　置管前评估

虽然外周静脉短导管的置入与维护是最常见的护理操作，但儿童不同于成年人，有其自身的特点，成功的置入与安全的留置尤为重要。因此，置管前应充分评估患儿，选择最适合的输液工具及输液途径，制订最佳输液方案，保证输液的顺利进行。

一、患儿评估

（一）病史评估

静脉输液前应评估患儿的病史，通过病例检查和询问患儿及家长，了解患儿年龄、药物过敏史、手术史、深静脉穿刺史等。

（二）生理评估

对患儿生长发育情况，营养状况，皮肤、外周血管及血压情况，临床症状、主诉等资料进行评估。

（三）心理评估

儿童的心理、认知发育及情绪变化与成年人有很大差异，而且不同的年龄阶段有不同的反应，因此，儿科护士应根据患儿的发育阶段和认知程度（对疾病和输液知识的了解程度），帮助患儿做好静脉输液前的心理准备，减轻其焦虑、恐惧心理，获得患儿最大程度的配合。

1. 婴儿期　即出生 29 天至 1 岁，此阶段患儿对父母较为依赖，对陌生人或环境敏感。

2. 幼儿期　即 1～3 岁，患儿表现出自我为中心的思维，易激动、哭闹、情绪不稳定。

3. 学龄前期　即 3～7 岁，患儿把住院、生病看作是对自身的惩罚，害怕身体受到伤害、侵扰，表现出哭闹、压抑、攻击行为等。

4. 学龄期　指 7～15 岁的儿童，患儿的心理特点是有极强的求知欲和想象力，破坏力和创造力也很强，对事物有自己的判断力，但自我控制能力较差，情绪仍不稳定。

5. 青春期　患儿推理能力增强，独立性增强，非常在意别人对自己的评价。

二、血管评估

（一）血管特点

静脉血管状况直接影响静脉置管的成败。病理性原因如极度衰竭、严重呕吐、腹泻、脱水、高热的患儿常因血液浓缩、血液循环障碍、血管萎闭导致置管失败，生理性原因如肥胖等也不容易成功。置入外周静脉短导管时应选择健侧肢体血流丰富、粗直、弹性好，血管充盈、易触及、易固定且皮肤完整性好的静脉进行穿刺，避开静脉瓣、关节部位及有瘢痕、炎症、破溃等处的静脉。

1. 手背静脉 患儿感觉舒适，易于置入与观察，是外周静脉置管最常用的部位。肥胖患儿血管不明显，置管时应避免置管在手腕，尤其尺骨突出处，避免发生机械性静脉炎或脱管。

2. 头静脉 头静脉从手腕桡侧经前臂、肘部至上臂外侧到肩，前臂头静脉较表浅、粗直，容易触诊，易于固定，可增加留置时间，减少留置期间的疼痛，且置管后患儿双手可自由活动，是年长儿外周静脉导管置入的首选部位。该血管与神经平行，应避免误穿动脉的风险。

3. 肘正中静脉 该静脉较粗且易于穿刺，是紧急创伤的首选穿刺部位，常用于抽血。该部位的神经末梢可能会导致静脉穿刺时的疼痛。肱动脉位于内侧，因此应注意避免误穿刺入动脉。由于其处于关节连接处，置管会影响患儿活动，容易因移位、堵管、脱管、渗出和感染而导致留置失败。

4. 副头静脉 从头静脉分支，又于前肘窝处回归头静脉。在此置管不影响活动，容易固定，但应避免在关节连接处置管。

5. 贵要静脉 从手腕到腋窝，沿着前臂内侧，在肘部上方深处延伸，并与肱静脉合并形成腋静脉，是经外周静脉置入的中心静脉导管的首选穿刺部位。如果需要长期静脉治疗，应避免在此进行短导管置入。

6. 头皮静脉 小儿头皮静脉极为丰富，分支多且交错成网，一般无静脉瓣。头皮静脉容易穿刺和观察，血流丰富，患儿肢体活动不受限制，但需要剃除头发，固定较难，容易发生渗漏，因此不可输注刺激性的液体。头皮静脉血管壁薄，弹性纤维少，静脉腔内压力低，在血容量较少时易呈现扁缩状态，易造成穿刺失败或误穿动脉。头皮静脉不宜首选，可作为备选静脉。

7. 大隐静脉与小隐静脉 大隐静脉位于足内侧，内踝前方，小隐静脉位于足外侧，外踝后方，较表浅，可触摸，易于穿刺及固定，适用于尚未行走的婴幼儿。

8. 足背静脉 在足背浅表血管置管会影响患儿活动，因此适用于不能行走的患儿，置管时应避免导管尖端与踝关节交叉。

（二）选择血管的原则

1. 年长儿应考虑穿刺手部、前臂、上臂的静脉。婴幼儿、新生儿可考虑头皮静脉穿刺，但不宜首选。新生儿尤其是早产儿可选择腋静脉穿刺。不走路时可选择足部静脉，不选择被用来吮吸的手部或手指。

2. 颅内出血或缺氧缺血性脑病的患儿，为防止其出血加重，应避免在头皮静脉进行穿刺；新生儿和儿童进行先天性心脏缺陷的治疗后，锁骨下动脉的血流可能会减少，应避免使用右臂的静脉置管。

3. 不应在手腕内侧静脉进行穿刺，避免产生疼痛和桡神经损伤。

4. 应避免在同一部位进行多次静脉短导管穿刺，以免形成静脉血栓。

三、输液工具的选择

进行输液治疗时，输液工具选择不当会导致患儿血管发生损伤，甚至造成肢体损伤。外周血管一旦发生损伤，会增加穿刺难度，影响治疗。因此，通过评估，正确选择和使用外周静脉短导管，对保证患儿的输液安全至关重要。

（一）导管型号的选择

根据评估结果，应选择外管径最细、管腔数量最少、创伤性最小的血管通路装置，儿科患儿可考虑使用 22 ～ 24G 的导管，新生儿或特殊患儿可考虑选择 26G 的导管，最大限度地降低对患儿造成的穿刺伤害。

（二）外周静脉短导管材质的选择

选择输液工具时应注意二乙基邻苯二甲酸对儿童造成伤害的风险，其作为塑化剂广泛应用于医用材质中，使医用材质更加柔软、易塑，最高含量可达 40% ～ 50%。在二乙基邻苯二甲酸材质使用过程中，其不断释放到溶液中，尤其在输注血液、脂肪乳等脂溶性液体和药物时，释放量较大，处于生长发育期的生物器官更容易受其影响，可能会导致器官结构和功能的永久改变。新生儿、青春期前的男性、怀孕期和哺乳期的妇女也不宜使用含有该物质的产品输注药物，因其在特定条件下会释放一定毒素，对特殊药物具有吸附作用，具有促进女性第一和第二性征的发育和成熟等副作用。

可首选聚氨酯和聚亚氨酯材质的导管，为便于查找导管位置，材质中含有多条不透射X线带显影效果的更佳。

（三）导管类型的选择

1. 普通型与安全型　普通型外周静脉短导管在置入成功后，针芯被患儿的血液污染，撤出或丢弃时，护士容易被针头刺伤，从而增加感染疾病的风险。安全型外周静脉短导管在穿刺成功后，针芯的针尖会被覆盖，可防止针刺伤的发生和对环境的污染。

2. 开放式与密闭式　开放式外周静脉短导管在穿刺成功后存在血液暴露的风险，密闭式外周静脉短导管在开放式外周静脉短导管的基础上预连接了延长管，减少了血液暴露的风险，同时额外操作的减少和输液附加装置的使用，降低了导管感染的风险，缩短了护士的操作时间。在高风险岗位如感染科、急救室、重症监护室（ICU）等工作及给具有传染性疾病的患儿置管时建议首选密闭式安全型外周静脉短导管，以防止血液暴露。

建议使用无针输液系统，以减少针刺伤的发生及因此导致的血源性感染，螺口接头可保证血管通路装置的导管座或穿刺部位上的无针输液接头的安全连接。

四、消毒剂的使用

（一）消毒剂的选择

1. 宜选用的消毒剂　2% 葡萄糖酸氯己定乙醇溶液（首选）、有效碘浓度不低于 0.5% 的碘伏、2% 碘酊溶液和 75% 乙醇。

2. 对早产儿及 2 个月以下的婴儿应谨慎使用氯己定，因其有皮肤刺激性和化学灼伤的风险。在穿刺前消毒剂应完全干燥。

（二）消毒方法

1.消毒前，需对皮肤不洁者先进行清洁，然后再消毒。

2.消毒时须以穿刺点为中心用力擦拭消毒2次，以保证消毒效果。

3.2%葡萄糖酸氯己定乙醇溶液消毒时间30秒，有效碘浓度不低于0.5%的碘伏消毒时间1.5～2分钟。

4.消毒剂必须自然待干，以减少消毒剂对血管的刺激，避免发生化学性静脉炎；不得吹、扇或用干棉签擦拭，避免穿刺点污染发生细菌性静脉炎。

5.消毒面积应大于透明敷贴的面积，保证消毒范围无菌。

6.消毒后，不应进行穿刺部位的触诊，除非再次消毒。

第三节　健康宣教

外周静脉短导管的使用虽然较为普遍，但仍有许多患儿及家长对此并不了解，因此，健康宣教非常重要。宣教时应根据患儿的年龄及家长的文化水平选择适当的教育方法和时机。使用简单通俗的语言或制作外周静脉短导管的书面材料、宣教视频等进行宣教，当患儿的陪护家长更换时，应重新宣教。健康教育应贯穿于整个操作过程中，包括操作前、操作中和操作后3个阶段。

一、操　作　前

1.进行置管前，向患儿及家长讲解输液的目的，输入药物的名称、作用及不良反应，全天用药量，输液速度，输入液体所需要的时间，输液不良反应及处理方法等。

2.交代患儿及家长输液前需要做的准备工作，如更换纸尿裤、如厕、取舒适体位、心理准备等。

3.穿衣指导：衣袖不可过紧，穿衣时应先穿有导管一侧，脱衣时应后脱有导管一侧。

4. 向患儿及家长讲解选择血管的方法和保护血管的重要性。

5. 讲解药物渗出或外渗及静脉炎发生的原因，以及可能造成的严重后果和处理原则，提高患儿的自护能力。

6. 输液前需要使用输液泵等仪器的患儿，需要告知使用时的注意事项。

二、输 液 中

1. 穿刺时，告诉患儿如何配合治疗。例如，选择合适的静脉后，嘱患儿握拳、穿刺肢体制动等。

2. 在输液过程中，不要自行调节滴速，滴速太快会引起不适，甚至急性心力衰竭等，太慢会影响疗效。不要玩耍拨弄肝素帽或输液接头及延长管的阻断装置，以免造成外周静脉短导管脱落、阻塞等不良后果。

3. 保持透明敷贴周边皮肤清洁干燥，减少污染，保持病房环境的清洁。患儿出汗多时，家长应注意固定的外周静脉短导管有无松动。

4. 告知患儿及家长如果患儿在输液过程中出现心悸、憋气、寒战、发热、局部皮下血肿或组织水肿、皮肤过敏等情况，须马上呼叫护士。

5. 出现以下情况时，需及时告知护士予以处理：外周静脉短导管意外脱管、肝素帽或输液接头脱落时；穿刺点发红、肿胀、渗血、渗液时；管腔回血时。

三、输 液 后

1. 讲解拔针后的处理，如按压的正确部位、方法、时间等，观察有无出血的方法及处理措施。指导患儿及家长纵向按压穿刺点至局部无渗血为止。若患儿的血小板低于正常值时，应按压穿刺点10分钟以上，以防皮下出血。

2. 不要揉搓穿刺处，防止皮下淤血。

3. 告知患儿及家长注意观察药物等引起的不良反应，如有不适及时告知护士。

四、外周静脉短导管留置期间的观察

1. 患儿可以进行适当日常活动，但应避免穿刺侧肢体剧烈运动和长时间下垂，避免受压。

2. 洗澡时可用保鲜膜包裹穿刺部位的肢体，穿刺部位不能浸泡于水中，洗澡时可以淋浴。

3. 输液完毕后可以用松紧适宜的清洁袜套或保护套包裹外周静脉短导管及周围进行保护。

第四节　并发症的预防及处理

一、静　脉　炎

（一）原因

1. 药物 pH　过酸或过碱均可导致酸碱平衡失调（正常血浆的 pH 为 7.35～7.45），影响血管内膜正常代谢功能和上皮细胞吸收水分，使血管通透性增加，造成局部红肿、血液循环障碍及组织缺血缺氧，干扰血管内膜的正常代谢和功能，引起静脉炎的发生。

2. 药物渗透压　输入高渗液体，可使血浆渗透压升高，致使组织渗透压随之升高，导致血管内皮细胞脱水发生萎缩、坏死，造成局部血小板凝集形成血栓并释放前列腺素，使静脉壁通透性增高，静脉中膜层出现白细胞浸润的炎症改变，同时释放组胺，使静脉收缩、变硬。如甘露醇进入皮下间隙后，会破坏细胞的渗透压平衡，使组织细胞因严重脱水而坏死。由于血浆渗透压升高，血管内皮细胞脱水，局部血小板凝集形成血栓并释放组胺使静脉收缩引起无菌性静脉炎。

3. 机械性刺激　由于长时间在同一部位输液，或短时间内反复多次在同一血管穿刺、静脉内放置材质较硬的导管或导管放置时间过长、各种输液微粒（如玻璃屑、各种结晶物质等）的输入等机械性刺激，均可导致血管内壁损伤，发生静脉炎。

4.药物性刺激　刺激性较大的药液如抗癌药物多系化学及生物碱类制剂，如短时间内大量进入血管内，超出了其缓冲和应激的能力，或在血管受损处堆积，均可使血管内膜受刺激而发生静脉炎。

5.无菌操作　无菌操作不严格，微生物由穿刺点或导管进入；输液接头消毒不彻底；导管内血液残留；药液污染、给药装置污染等均可造成细菌性静脉炎。

6.消毒后未待干　消毒液由穿刺点进入血管可引起化学性静脉炎。

（二）分级

1.静脉炎量表（INS），见表1-2。

表1-2　静脉炎量表

等级	临床标准
0	无症状
1	穿刺部位出现红斑，伴有或不伴有疼痛
2	穿刺部位疼痛，且伴有红斑或水肿
3	穿刺部位疼痛，伴有红斑或条索状物形成，且可触摸到条索状的静脉
4	穿刺部位疼痛，伴有红斑或条索状物形成，可触摸到条索状的静脉且长度＞2.5cm，有脓液流出

2.视觉化静脉炎量表，见表1-3。

表1-3　视觉化静脉炎量表

等级	症状
0	静脉穿刺部位正常
1	出现以下一项症状： 靠近静脉穿刺部位轻微疼痛 轻微发红

等级	症状
2	出现以下两项症状： 　静脉穿刺部位疼痛 　红斑 　肿胀
3	所有以下症状均明显： 　沿着导管路径有疼痛 　硬结
4	所有以下症状均明显且范围较大： 　沿着导管路径有疼痛 　红斑 　硬结 　可触摸到条索状的静脉
5	所有以下症状均明显且范围较大： 　沿着导管路径有疼痛 　红斑 　硬结 　可触摸到条索状的静脉 　发热

（三）预防

1. 严格无菌操作　避免操作中局部消毒不严格或导管被污染，穿刺后导管要固定牢固，避免其与血管内壁摩擦引起静脉炎，对长期输液的患儿应有计划地更换输液部位，保护外周静脉。

2. 合理选择血管　最好选用上肢静脉进行输液，因下肢静脉血流缓慢易产生血栓和炎症，严禁在瘫痪的肢体进行置管。输入刺激性较强的药物时，应选用粗血管。如病情需要在下肢静脉输液时，可抬高下肢，加快血液回流，缩短药物和液体在下肢静脉的滞留时间，减轻其对下肢静脉的刺激。如果是手术时留置在下肢静脉的外周静脉短导管，24 小时后应更换至上肢。

3. 重视药物 pH　输入非生理 pH 药液时，可遵医嘱适当加入缓冲剂，使 pH 尽量接近 7.4，输注氨基酸等高渗药液时，应与其他液体混合输入，输入速度宜慢，使其有充分的稀释过程。

4.严格控制药物浓度和输液速度 输注刺激性药物的浓度要适宜，且输注的速度要均匀而缓慢，因药物浓度过高或输液速度过快都易刺激血管引起静脉炎。

（四）处理

一旦发生静脉炎，应立即拔除短导管，并将患肢抬高、制动。根据患儿情况局部使用水胶体敷料、热敷或湿热敷等处理，如合并全身感染，应遵医嘱使用抗生素治疗。

二、渗出和外渗

1.药物渗出 静脉输液过程中，非腐蚀性药液进入静脉管腔以外的周围组织。

2.药物外渗 静脉输液过程中，腐蚀性药液进入静脉管腔以外的周围组织。

（一）表现

1.通常表现为局部肿胀、疼痛，液体滴速减慢，渗漏部位的皮肤温度低于周围部位。由于渗出或外渗药液的种类不同，临床表现也有差别。高渗性药液多造成急性损害，且此类药液渗漏超过 24 小时多不能恢复，局部皮肤由苍白转暗红。碱性药液渗漏后可能范围不大，但易累及深部组织。细胞毒性药物渗漏后，局部可出现红斑或小水疱，形成硬结，4～5天后损伤边缘逐渐变硬，形成焦痂和溃疡，病损部位与正常皮肤交接处有炎症浸润，皮下脂肪坏死范围较广。

2.药物渗出和外渗分级（表 1-4，表 1-5）

表 1-4 药物渗出和外渗分级

级别	临床表现
0	没有症状
1	皮肤苍白，水肿范围最大直径＜ 2.5cm，皮肤发凉，伴有或不伴有疼痛

级别	临床表现
2	皮肤发白，水肿范围最大直径在 2.5 ～ 15cm，皮肤发凉，伴有或不伴有疼痛
3	皮肤发白，水肿范围最小直径＞ 15cm，皮肤发凉，轻到中等程度的疼痛，可能有麻木感
4	皮肤发白，水肿范围最小直径＞ 15cm，皮肤紧绷，半透明状、有渗出；皮肤变色、有瘀斑、肿胀，呈凹陷性水肿；循环障碍，轻到中等程度疼痛

表 1-5　儿科外周静脉渗出的等级评价

等级	指征
0	无症状 冲洗顺畅且容易
1	穿刺点周围小范围肿胀（占患肢 1% ～ 10%） 冲洗遇阻 穿刺点周围疼痛
2	穿刺点周围轻微肿胀（穿刺点以上或以下 1/4 患肢，或占患肢 10% ～ 25%） 皮肤发红 穿刺点周围疼痛
3	穿刺点周围中度肿胀（穿刺点以上或以下 1/4 ～ 1/2 患肢范围，或占患肢 25% ～ 50%） 穿刺点周围疼痛 皮温降低 皮肤苍白 穿刺点下脉搏减弱
4	穿刺点周围严重肿胀（穿刺点上下＞ 1/2 患肢范围，或＞ 50% 患肢） 血液制品、刺激性液体和（或）发疱液体渗漏，不论肿胀范围大小 皮温降低 皮肤苍白 皮肤破损或坏死 水疱 穿刺下脉搏减弱或消失 穿刺点疼痛 毛细血管再充盈＞ 4 秒

（二）原因

1.导管脱出　由于置管时针芯斜面穿透静脉血管壁或导管留置时患儿过度活动、固定不牢固，导管移出静脉血管进入皮下组织中。

2.局部静脉内压增高

（1）静脉痉挛：药物输入后局部损伤血管内膜所致。

（2）长期输注高渗液或碱性液，药物的化学刺激对血管内皮造成损伤，引起局部静脉炎或静脉血栓。

（3）输液速度过快，如静脉注射、加压输液等。

3.药物因素　可致渗漏性损伤的药物。

（1）高渗性溶液：如50%葡萄糖注射液、甘露醇、肠道外营养液。

（2）阳离子溶液：如氯化钙、葡萄糖酸钙、氯化钾注射液等。

（3）碱性溶液：如碳酸氢钠、20%磺胺嘧啶钠、硫喷妥钠溶液等。

（4）缩血管药物：如肾上腺素、去甲肾上腺素、间羟胺、多巴胺等。

（5）化疗药物：如多柔比星、长春新碱、丝裂霉素、环磷酰胺、柔红霉素等。

（三）预防和干预

1.操作技能　尽量做到"一针到位"，要准确判断导管完全位于血管内，固定要牢固。切勿在同一部位反复穿刺输液，否则易使血管受损、纤维化并形成瘢痕，造成局部循环不畅、药液滞留，刺激血管形成闭塞性静脉炎，如果穿刺处尚未愈合，药液可从损伤处渗漏。

2.合理选择血管　输注易致外渗损伤的药物时，应选弹性好且较粗的血管，避免选用下肢静脉，避免在肢体屈曲的部位进行置管。

3.加强巡视　输注药物的过程中要勤观察，尤其对痛温觉不灵敏、不配合及使用输液泵的患儿应加强巡视。

4.控制输液速度　输液速度不宜过快，尽量避免加压输液。

（四）处理

发生渗出或外渗后，应立即停止在原部位静脉滴注并抬高患肢。如果渗出溶液属等张、非酸性或非碱性溶液时则予以热敷患部，或应硫酸镁湿敷、中药外敷等。特殊药物根据药品说明书使用指南、渗出药液的性质和严重程度实施治疗。腐蚀性药物渗出后，肢体远端部位不能再留置导管。

三、皮下血肿

（一）表现

穿刺部位周围肿胀，皮肤发绀。

（二）原因

1. 多由于定位及穿刺方法不正确，操作者短时间内在同一穿刺点反复穿刺，使血管壁形成多个针孔造成皮下渗血。

2. 穿刺时用力过大，针头穿过血管壁下缘，导致血液外漏，造成血肿。

3. 对凝血功能障碍或使用抗凝血药的患儿，拔管时未延长按压时间，血液未完全凝固，渗入皮下形成血肿。

4. 误穿动脉而未及时止血。

5. 进行静脉穿刺失败后立即在肢体上再次使用止血带。

6. 拔针后按压方法不正确。

（三）预防和干预

1. 操作技能　充分熟悉所穿刺静脉的解剖特点及与之相伴行的动脉间的解剖关系，根据解剖特点进行操作，防止盲目穿刺出现血肿。避免在同一部位反复穿刺，疑有血肿时要立即停止穿刺、拔针，局部加压止血。

2. 拔针处理　拔针后应立即纵向按压穿刺点，预防血液进入皮下组织中，尤其是使用抗凝剂的患儿拔针后局部要延长按压时间。

3. 血肿处理　已形成血肿者，可根据血肿范围大小采取相应的措施。小血肿无需特殊处理，大血肿早期可用冷敷促进血液凝固，48 小时后再用热敷促进淤血吸收。

四、血栓栓塞

（一）表现

肢体肿胀，输液的滴速减慢或不滴。血栓所影响的部位会感到疼痛。

（二）原因

1. 静脉内膜损伤 长期静脉输液造成血管壁损伤及静脉炎，致使血小板黏附于血管壁，激活一系列凝血因子而发生凝血导致血栓。

2. 输液微粒 液体被不溶性微粒污染，可引起血栓栓塞。当不溶性微粒进入静脉后，使血液中的脂质以不溶性微粒为核心，不断包裹形成血栓病灶。不溶性微粒是指输入液体中的非代谢性颗粒杂质，直径在 $1 \sim 15\mu m$，少数可达 $50 \sim 300\mu m$ 的微粒。其产生原因包括输液器与注射器具污染；在输液前准备工作中的污染，如切割安瓿、开瓶塞等，加药过程中反复穿刺溶液瓶橡胶塞及输液环境不洁净等。

（三）预防和干预

1. 避免长期、大量输液。

2. 严格执行无菌操作 无菌操作前应洗手或手消毒，以减少细菌微粒的污染。配药室采用净化工作台，可过滤清除空气中尘粒，使空气净化，清除微粒污染。

3. 正确抽吸药液 抽药操作时应采用正确的抽吸方法，抽药的注射器不能反复多次使用。抽吸时安瓿不应倒置，针尖置于颈口时玻璃微粒污染最多，于底部抽吸时微粒最少，但针尖触及底部易引起钝针，因此针头应置于安瓿的中部抽吸药液。向输液瓶内加药或注射时，应将针管竖直静置片刻。因 > 5μm 以上的微粒沉淀较快，可使其沉淀于针管内后，再缓缓注入，同时尽量减少液体瓶的摆动，这样会使瓶内的较大微粒平稳沉积于瓶口周围，以减少微粒进入体内。

4. 正确选择加药针头　加药时应选择侧孔针或带过滤膜的针头，尽量减少针头反复穿刺橡胶瓶塞，可明显减少橡胶微粒的产生。

5. 输液终端滤器　可截留任何途径污染的输液微粒，是解决微粒危害的理想措施。

6. 发生血栓时抬高患肢、制动，并停止在患肢输液。

7. 局部热敷，做超短波理疗或特定电磁波治疗灯照射，每日 2 次，每次 15 ～ 20 分钟。严重者手术切除栓子。

五、导管堵塞

导管堵塞是指输液过程中，由于血液凝结或药物沉淀析出黏附于导管内壁等原因导致导管不完全或完全堵塞。

（一）表现

1. 无法抽到回血或血液回流缓慢。
2. 输液流速缓慢。
3. 无法冲管或输液不畅。
4. 输液泵频繁阻塞报警。
5. 输液部位渗出或外渗、肿胀或漏液。

（二）预防和处理

1. 每次输液之前，应抽回血并冲洗导管，以评估导管功能。

2. 同时输注两种或两种以上药物时，需检查药物之间是否存在配伍禁忌，沉淀风险较高的溶液之间应用 0.9% 氯化钠注射液或 5% 葡萄糖注射液充分冲管，或更换另一个导管，以降低堵管风险。

3. 输液结束后应根据导管或病情需求采用不同类型的封管液对导管进行封管。

4. 建议使用无针输液接头，根据无针输液接头的类型（即正压、负压、平衡压）按正确的顺序来夹紧单手夹及断开注射器，以减少导管内的血液回流。

5. 输液不滴时，应冲管液回抽血凝块，切勿直接推入或用力挤压输液管以防小的凝血块挤入血管发生栓塞。

6. 输液过程中不滴，用冲管液回抽无回血后，应拔除短导管。

六、导管相关性感染

导管相关性感染指导管头部、皮下部分或导管接头处定量或半定量培养有微生物显著生长。

（一）表现

局部症状：红斑，水肿，任一类型疼痛、触痛或渗出物，出口处和皮下周围硬化，自发性破裂和渗出物，血管通路装置置入部位表面皮肤坏死。

全身症状：体温升高。

（二）处理

如果确认因外周静脉短导管出现感染症状，应立即拔除外周静脉短导管，更换输液系统并重新穿刺。

局部症状处理：可给予每日换药，可用 75% 乙醇纱布湿敷局部 15 分钟，红外线治疗仪照射局部 30 分钟，或纳米激光治疗仪照射局部 10 分钟，1 次 / 天；必要时在局部涂以抗感染软膏，同时口服或静脉应用抗生素。

全身症状处理：对于原发病无寒战、发热等感染征象的患儿，出现寒战、发热等感染表现，应考虑导管相关性血流感染的可能，遵医嘱给予对症用药，同时抽取血标本送检。

（三）预防和控制

1. 输液治疗时必须严格执行静脉输液操作规范和无菌技术操作原则，执行标准预防措施。

2. 在护理过程中做好手卫生处理，不允许戴假指甲和任何饰物。

3. 选择适宜的穿刺部位和输液工具。

4. 严格检查液体、药品、使用物品的有效期和质量。

5. 严格穿刺部位皮肤的消毒，面积大于无菌敷料；不能用手触及消毒后的穿刺部位。

6. 静脉输液药物应现用现配，配制后的液体应在 2 小时内输注，特殊用药根据药物的性质和作用，按医嘱执行。

7. 确保静脉输液装置系统的各连接处紧密相连且无菌。

8. 每日评估留置导管通畅程度、局部皮肤情况，按照操作规程进行管路维护，发现异常尽早拔除导管。

9. 应保持穿刺点干燥，密切观察穿刺部位有无感染征象。

10. 污染器具不可随意处理，各种医疗废弃物应由专人按照规定进行清理，输液架、输液泵、止血带等物品，用 500mg/L 有效氯消毒液擦拭或浸泡。

第二章 儿童开放式外周静脉短导管置入操作

一、操作标准

1. 操作前对患儿及家长进行宣教并取得配合。
2. 外周静脉短导管置入前应进行规范的皮肤消毒。
3. 置入过程中应严格遵守无菌技术。

二、操作步骤

（一）评估

1. 治疗方案　包括输液目的、输液疗程、药物性质、药物流速等。
2. 患儿情况　包括病情程度、配合程度、活动要求等。
3. 输液部位　包括部位选择、皮肤状况、血管弹性等。
4. 输液工具　包括规格型号、安全性能、操作性能等。

【内容说明】
1. 置管前评估　可以制定最佳的置管方案，提高置管质量，使静脉治疗安全进行。
2. 保护患儿隐私　涉及隐私部位，应用隔帘或屏风遮挡。

【重点提示】
置管前未主动评估或评估不到位，会增加外周静脉置管失败概率及静脉炎、药物外渗或渗出等风险的发生概率。

（二）准备

1. 操作人员准备　服装整洁、洗手、戴口罩。

2. 环境准备　安全、清洁、明亮，符合无菌操作要求。

3. 用物准备（图 2-1）

（1）治疗车上层物品：无菌弯盘、外周静脉短导管、无针输液接头、预充式导管冲洗器（或 10ml 注射器、0.9% 氯化钠注射液）、配好的液体、输液器、透明敷贴、胶布、皮肤消毒剂、无菌棉签、快速手消毒液、止血带、清洁手套、治疗巾、输液卡、移动护理终端 (personal digital assistant，PDA）、笔等。

（2）治疗车下层物品：生活垃圾桶、医疗垃圾桶、利器盒。

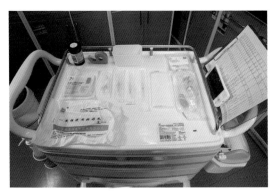

图 2-1　用物准备

4. 健康宣教（图 2-2）。

（1）告知患儿及家长置入外周静脉短导管的目的、操作方法、注意事项。

（2）告知患儿及家长用药目的、主要疗效，可能出现的药物不良反应或输液不良反应。

（3）告知患儿及家长输液过程中需要注意的事项。

（4）指导患儿及家长进行输液前准备，如更换尿布、如厕等。

（5）鼓励年长患儿配合操作。

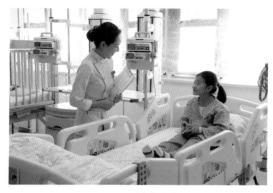

图 2-2 健康宣教

【重点提示】

对患有传染性疾病的患儿应做好标准预防，不建议选择开放式外周静脉短导管，防止血液暴露。

（三）血管选择

1. 年长儿应考虑穿刺手部、前臂、上臂静脉。

2. 婴幼儿可考虑头皮静脉穿刺。

3. 新生儿尤其是早产儿可选择腋静脉穿刺。

4. 不走路时可选择足部静脉。

5. 避开被用来吮吸的手部或手指。

【内容说明】

1. 选择健侧肢体，血流丰富、粗直、弹性好，充盈、易触及，易固定且皮肤完整性好的静脉进行穿刺。

2. 穿刺时应避开静脉瓣、关节部位，以及有瘢痕、炎症、破溃等处的静脉。

【重点提示】

1. 若静脉条件允许，不宜首选头皮静脉。

2. 对于患有颅内出血或缺氧缺血性脑病的患儿，为防止出血加重，应尽量避免在头皮静脉进行穿刺。

3. 新生儿和儿童进行先天性心脏病的治疗后，锁骨下动脉的血流可能会减少，应避免使用右臂的静脉。

4. 不应在手腕内侧面静脉进行穿刺，避免产生疼痛和桡神经损伤。

5. 应避免在同一部位进行多次静脉穿刺，以免形成静脉血栓。

（四）核对

1. 核对医嘱。

2. 查对患儿床头卡及腕带，见图2-3，图2-4。

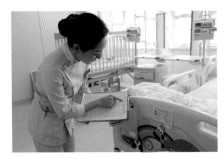
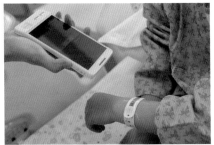

图 2-3　核对患儿床头卡　　　　图 2-4　核对患儿腕带

【内容说明】

1. 查对医嘱。需打印出输液瓶签，双人核对医嘱、输液瓶签与电脑信息及配制药物一致性，签名。

2. 严格执行输液查对制度、患儿身份识别制度、腕带标识制度，开放式提问，进行两种以上身份识别。

3. 移动护理终端扫码确定患儿身份（无移动护理终端的也要用两种方式核对）。

【重点提示】

应采用主动方式核对患儿信息。

（五）消毒及穿刺

1. 选择静脉，评估血管，见图2-5。

（1）儿童应首选前臂或手背静脉。

（2）血流丰富、粗直、弹性好；血管充盈、易触及，穿刺局部皮肤完整性好。

（3）避开关节和静脉瓣。

2. 第一次消毒，以穿刺点为中心消毒皮肤，面积 8cm×8cm，待干，见图 2-6。

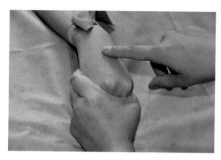 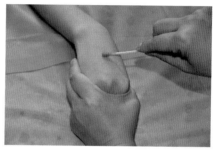

图 2-5　评估血管　　　　　　　图 2-6　第一次消毒

3. 选择外周静脉短导管：满足患儿输液治疗的前提下选择最短、型号最小的导管，打开备用，见图 2-7。

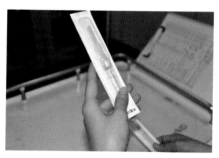

图 2-7　选择外周静脉短导管

4. 准备透明敷贴，见图 2-8，标明置管日期、时间、操作者。

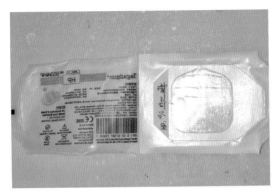

图 2-8 透明敷料

5. 输液器排气，使用注射器抽取 0.9% 氯化钠注射液或用预充式导管冲洗器，预充输液接头，放入无菌弯盘备用，见图 2-9。

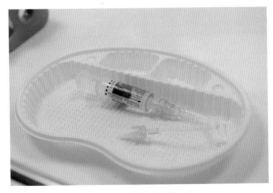

图 2-9 预充输液接头

6. 手消毒，戴清洁手套，见图 2-10。
7. 穿刺点上方 6～10cm 处扎止血带（嘱患儿握拳），见图 2-11。
8. 第二次消毒，以穿刺点为中心消毒皮肤，面积 8cm×8cm，待干。
9. 再次核对患儿信息。

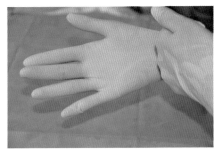

图 2-10　戴清洁手套

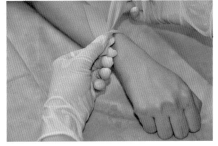

图 2-11　扎止血带

10. 穿刺

（1）示指抵住针翼，一手垂直向上去除护针帽，见图 2-12。

（2）松动针芯，见图 2-13。

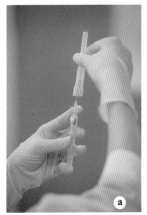
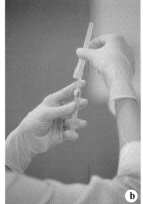
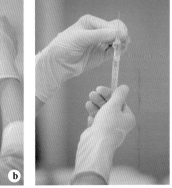

图 2-12　去除护针帽

a. 正确去除护针帽；b. 错误去除护针帽

图 2-13　松动针芯

（3）助手或者家长协助固定患儿。操作者一只手绷紧皮肤，另一只手拇指、中指捏住短导管回血腔部位，以 10°～30° 在血管上方直刺血管进针，见图 2-14。

（4）见回血后降低角度继续进针 0.2～0.3cm，用示指推送导管，直至完全进入静脉，保证穿刺成功，见图 2-15。

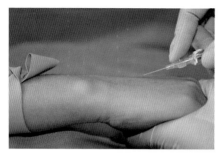
图 2-14 穿刺

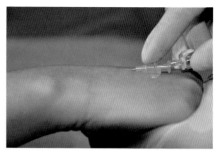
图 2-15 将导管送入静脉

11. 穿刺成功后，松止血带，嘱患儿松拳。

【内容说明】

1. 每名操作者进行外周静脉穿刺时，穿刺次数不宜超过 2 次，限制总次数不超过 4 次。

2. 对静脉穿刺困难的患儿，可使用可视化技术辅助静脉的识别和选择。

3. 穿刺的进针角度要适宜，不宜过大或过小。角度过大会刺破静脉后壁或仅将针尖刺入静脉而外套管尚在静脉壁外致送管失败；角度过小会划伤血管外膜或导致导管受损。

4. 考虑到婴幼儿配合度差，为了提高外周静脉短导管一次性穿刺成功概率，穿刺及送管时需要全程绷紧皮肤，推荐选择单手法进行置管操作。

【重点提示】

1. 去除护针帽时要垂直向上，避免碰到针尖。

2. 松动针芯时要左右松动，不可上下松动，避免损伤导管。

（六）固定

1. 以穿刺点为中心无张力放置贴膜，贴膜边缘不超过短导管针座边缘，见图 2-16。

2. 沿穿刺点塑形，抚平贴膜，去除边框，见图 2-17。

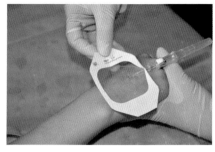
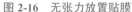

图 2-16 无张力放置贴膜

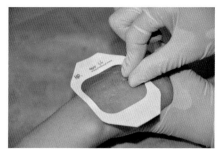

图 2-17 塑形

3.采用 V 形手法（用一只手中指按压套管尖端血管，示指固定针座，手指形成 V 形），另一只手匀速、缓慢、平行抽出针芯，直至针尖保护装置自动激活并脱离针座，将针芯置于弯盘或利器盒（主动激活型短导管应激活保护装置，将针芯退回），见图 2-18。

4. 妥善连接输液接头，见图 2-19。固定导管。

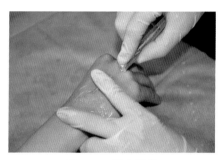

图 2-18 撤出针芯

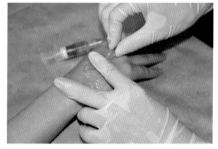

图 2-19 连接输液接头

5.抽回血（不超过输液接头），推注生理盐水，观察导管通畅情况，采用正压方法冲洗短导管，见图 2-20。

6.冲洗导管后，在近心端夹闭单手夹，不可用手指捏接头延长管近心端，以免回血，见图 2-21。

7.固定输液接头，见图 2-22。

8.消毒输液接头并连接输液器，调节输液速度。

9.采用高举平台法 U 形固定延长管，输液接头高于导管尖端，与血管平行，避免压迫穿刺静脉。并固定好输液器。

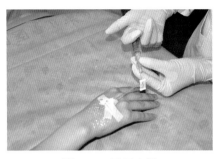
图 2-20　正压冲管

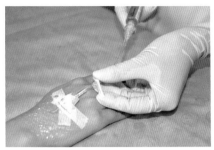
图 2-21　夹闭单手夹

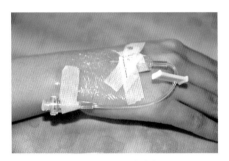
图 2-22　固定输液接头

【内容说明】

1. 固定贴膜时，贴膜边缘应不超过短导管针座边缘，以免影响输液接头与短导管的有效连接；亦可采用带缺口的贴膜进行固定。

2. 注意无张力持膜、放置。

3. 塑形。一只手拇指及示指指腹从穿刺点向针座方向呈 U 形捏导管及针座充分塑形。

4. 抚平。自内向外用手掌大鱼际抚平整片贴膜，驱除透明贴膜下空气，使贴膜与皮肤充分黏合。

5. 边撕边框，边按压贴膜。

【重点提示】

1. 输液接头连接处应注意有无皮肤压伤。

2. V 形按压时注意不要破坏无菌区域。

3. 针尖和针体会沾有少量血液，应平行撤出针芯以减少针头摆动，已撤出的针芯应立即丢弃在利器盒中。

（七）整理用物

1. 脱手套，手消毒，妥善安置患儿。
2. 垃圾分类处理。
3. 洗手，记录，见图 2-23。

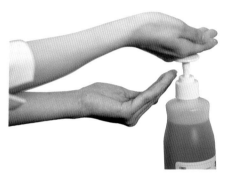

图 2-23　洗手

【内容说明】

接触患儿后的物品，应放至医疗垃圾桶；未接触患儿的物品，应放至生活垃圾桶。

【重点提示】

正确垃圾分类，正确使用利器盒，避免针刺伤。

（八）健康宣教

1. 短导管留置在头部时，哺乳、睡觉时应避免朝向针侧；短导管留置在下肢时，抱患儿时应该一手穿过患儿的胯部，把患儿双腿分开；短导管不使用时，可以用网套套住，防止意外牵扯脱落。
2. 穿衣时，先穿有短导管一侧肢体，再穿无短导管一侧肢体；脱衣时，先脱无短导管一侧肢体，再脱有短导管一侧肢体。
3. 四不要：不要撕拉敷贴或者胶布，不要旋转短导管尾部的接头，不要剧烈运动，不要沾水。

4. 敷贴卷边或穿刺点有渗液、渗血后，请及时告知护士。

5. 拔除短导管后用无菌棉签或棉球纵向按压穿刺点；门诊输液患儿短导管在家不慎脱出，紧急情况下可用创可贴、干净衣物或毛巾按压穿刺点及上方，并立即寻求医护人员的帮助。

开放式外周静脉短导管操作考核评分标准，详见附录 A。

第三章　儿童密闭式外周静脉短导管置入操作

一、操 作 标 准

1.操作前对患儿及家长进行宣教并取得配合。

2.外周静脉短导管置入前应进行规范的皮肤消毒。

3.置入过程中应严格遵守无菌操作原则。

二、操 作 步 骤

（一）评估

1.治疗方案评估　包括输液目的、输液疗程、药物性质、药物流速等。

2.患儿情况评估　包括病情程度、配合程度、活动要求等。

3.输液部位评估　包括部位选择、皮肤状况、血管弹性等。

4.输液工具评估　包括规格型号、安全性能、操作性能等。

【内容说明】

1.置管前评估　可以制定最佳的置管方案，提高置管质量，使静脉治疗安全进行。

2.保护患儿隐私　涉及隐私部位，应用隔帘或屏风遮挡。

【重点提示】

置管前未主动评估或评估不到位，会增加外周静脉置管失败概率及静脉炎、药物外渗或渗出等风险的发生概率。

（二）准备

1. 操作人员准备　服装整洁、洗手、戴口罩。

2. 环境准备　安全、清洁、明亮。

3. 用物准备（图3-1）

（1）治疗车上层物品：无菌弯盘、外周静脉短导管、配好的液体、输液器、透明敷贴、胶布、皮肤消毒剂、无菌棉签、快速手消毒液、止血带、清洁手套、治疗巾、输液卡、移动护理终端(personal digital assistant，PDA)、笔等。

（2）治疗车下层物品：生活垃圾桶、医疗垃圾桶、利器盒。

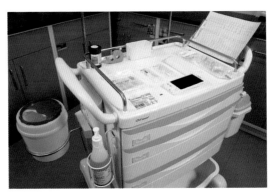

图3-1　用物准备

4. 健康宣教

（1）告知患儿及家长置入外周静脉短导管的目的、操作方法、注意事项。

（2）告知患儿及家长用药目的、主要疗效，可能出现的药物不良反应或输液不良反应。

（3）告知患儿及家长输液过程中需要注意的事项。

（4）指导患儿及家长进行输液前准备，如更换尿布、如厕等。

（5）鼓励年长患儿配合操作。

（三）血管选择

1. 年长儿应考虑穿刺手部、前臂、上臂静脉。

2. 婴幼儿、新生儿可考虑头皮静脉穿刺。

3. 新生儿尤其是早产儿可选择腋静脉穿刺。

4. 不走路时可选择足部静脉。

5. 避开被用来吮吸的手部或手指。

【内容说明】

1. 选择健侧肢体，血流丰富、粗直、弹性好，充盈、易触及，易固定且皮肤完整性好的静脉进行穿刺。

2. 穿刺时应避开静脉瓣、关节部位，以及有瘢痕、炎症、破溃等处的静脉。

【重点提示】

1. 若静脉条件允许，不宜首选头皮静脉。

2. 对于患有颅内出血或缺氧缺血性脑病的患儿，为防止出血加重，应尽量避免头皮静脉进行穿刺。

3. 新生儿和儿童进行先天性心脏病的治疗后，锁骨下动脉的血流可能会减少，应避免使用右臂的静脉。

4. 不应在手腕内侧面静脉进行穿刺，避免产生疼痛和桡神经损伤。

5. 应避免在同一部位进行多次静脉外周静脉短导管穿刺，以免形成静脉血栓。

（四）核对

1. 核对医嘱。

2. 查对患儿床头卡及腕带。

【内容说明】

1. 查对医嘱：需打印出输液瓶签，双人核对医嘱、输液瓶签与电脑信息及配制药物一致性，签名。

2. 严格执行输液查对制度、患儿身份识别制度、腕带标识制度，开放式提问，进行两种以上身份识别。

3. 移动护理终端扫码确定患儿身份（无移动护理终端的也要两种方式核对）。

【重点提示】
应采用主动方式核对患儿信息。

（五）消毒

1. 选择静脉，评估血管。

2. 第一次消毒，以穿刺点为中心消毒皮肤，面积 8cm×8cm（大于透明敷贴面积），待干。

3. 第一次排气　满足患儿输液治疗的前提下选择型号最小、最短的导管，连接输液器，第一次排气备用，见图 3-2。

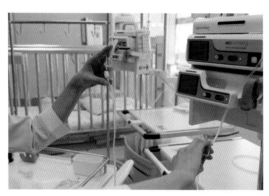

图 3-2　排气

4. 手消毒，戴手套。

5. 扎止血带，第二次消毒。

【内容说明】

1. 消毒前，对皮肤不洁者先行皮肤清洁，再进行消毒。

2. 消毒方法：消毒时须用力擦拭，以保证消毒效果。推荐使用 2% 葡萄糖酸氯己定乙醇溶液来回往复擦拭的方法进行穿刺部位消毒，见图 3-3。可根据不同的消毒剂选择最佳的消毒方法。

3. 消毒时间：2% 葡萄糖酸氯己定乙醇溶液消毒时间 30 秒；0.5% 碘伏消毒时间：1.5 ～ 2 分钟。

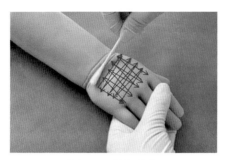

图 3-3　往复消毒

4. 消毒剂必须自然待干，避免穿刺后发生化学性静脉炎；不得使用吹、扇等方法使其干燥，防止穿刺点污染。

5. 消毒面积大于透明敷贴的面积，保证透明敷贴覆盖处无菌。

【重点提示】

1. 消毒后，不应进行穿刺部位的触诊，避免污染。

2. 避免对新生儿使用碘酊，因其对新生儿甲状腺有潜在影响。

3. 年龄＜ 2 个月的婴儿慎用 2% 葡萄糖酸氯己定乙醇溶液。

（六）穿刺

1. 垂直向上去除护针帽，见图 3-4。

2. 左右松动针芯，见图 3-5。再次排气。

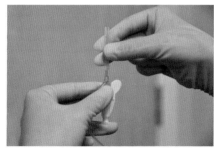

图 3-4　去除护针帽

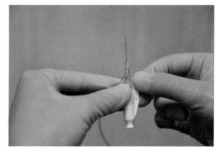

图 3-5　松动针芯

3. 针尖斜面朝向上，以 15°～ 30° 直刺静脉，见回血后降低角度到 5°～ 10°，再继续进针 2mm，见图 3-6。

4. 一只手持 Y 形接口，另一只手后撤针芯 0.2 ～ 0.3cm，见图 3-7。

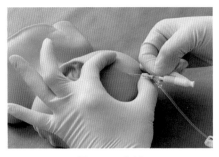

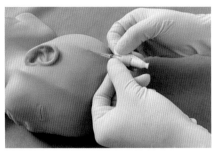

图 3-6　穿刺　　　　　　　　　　图 3-7　后撤针芯

5. 持针座及针翼，将导管和针芯一起送入血管，见图 3-8。

6. 松开止血带，打开调节器，调节滴速。完全撤出针芯，直至针尖完全被保护套覆盖，保护套脱离针座，撤针芯时注意动作的连续性，见图 3-9。

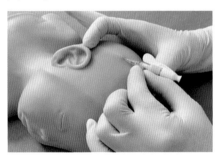

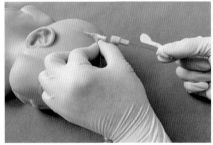

图 3-8　送入导管和针芯　　　　　图 3-9　撤出针芯

后撤针芯 0.2cm 时（图 3-10）针尖正好撤入导管内，避免在送管的过程中损伤血管。后撤针芯 0.5cm 时（图 3-11）针尖撤入导管过多，在送管的过程中可能造成导管损伤，甚至断管。

【内容说明】

1. 每名操作者进行外周静脉短导管穿刺时，建议穿刺次数不超过 2 次，总次数不超过 4 次。

2. 对静脉穿刺困难的婴儿和儿童，可使用可视化技术辅助静脉的识别和选择。

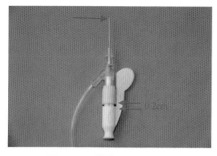
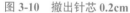
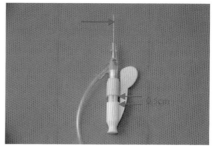

图 3-10 撤出针芯 0.2cm   图 3-11 撤出针芯 0.5cm

3. 穿刺的进针角度要适宜，不宜过大或过小。角度过大会刺破静脉后壁或仅将针尖刺入静脉而外套管尚在静脉壁外致送管失败；角度过小会划伤血管外膜或导致导管受损。

4. 考虑到婴幼儿配合度差，为了提高外周静脉短导管一次性穿刺成功概率，穿刺及送针时需要全程绷紧皮肤，推荐选择右手单手进针及送针法进行外周静脉短导管置管操作。

5. 穿刺成功后后撤针芯长度要适中，后撤长度过大易损伤外套管，后撤长度过小易损伤血管导致穿刺失败。

【重点提示】

1. 外周静脉短导管为一次性物品，不应重复使用，即使穿刺不成功也不得再次回套针芯。

2. 穿刺过程中不应在针芯撤出长度过大时反复进行穿刺，否则易造成导管损伤（图 3-12，图 3-13）。

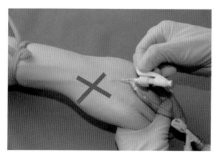
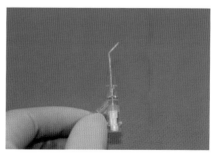

图 3-12 撤出部分针芯后不应反复穿刺   图 3-13 导管被针芯刺穿

3. 在退针送管的过程中，不应将后撤的针芯再次推进外套管内，防止断管。

（七）固定

1. 无张力持膜，以穿刺点为中心放置贴膜，将白色隔离塞完全覆盖，见图 3-14。

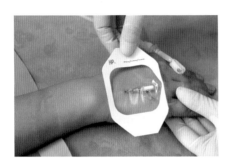

图 3-14　无张力放置贴膜

2. 沿穿刺点塑形，使贴膜与皮肤贴合无气泡，见图 3-15。

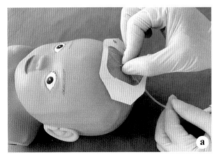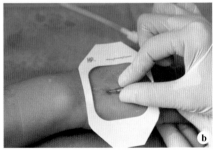

图 3-15　塑形

3. 自内向外按压整片透明敷贴，见图 3-16。
4. 边去除边框边按压，见图 3-17。

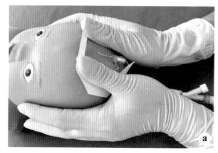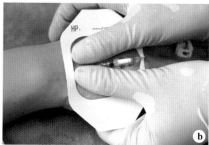

图 3-16　按压整片透明敷贴

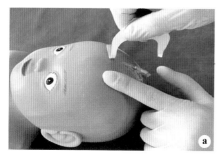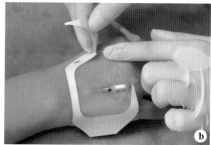

图 3-17　去除边框

5. 在标签记录纸上标明日期、时间、操作者,并贴于透明敷贴下缘,见图 3-18。辅助透明敷贴固定使透明敷贴固定区域形成密闭的无菌区。

6. 两手将胶带同时向后围到一起。无张力高举平台法 U 形固定。

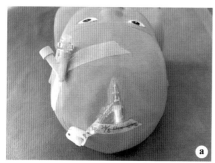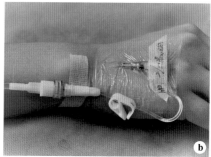

图 3-18　标签记录纸

【内容说明】

1.应使用透明敷贴进行固定，便于观察穿刺点情况。

2.外周静脉短导管延长管 U 形固定，Y 形接口向外，输液接头高于导管尖端，且与血管平行。

3.在标签上写下日期、时间及医务人员的姓名或首字母。

4.导管座的塑形效果，见图 3-19；导管座无塑形效果，见图 3-20。

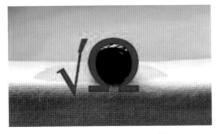 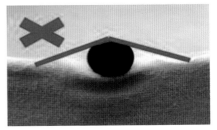

图 3-19　导管座塑形固定横切面　　　图 3-20　导管座塑形固定横切面

（正确）　　　　　　　　　　（错误）

【重点提示】

1.外周静脉短导管输液结束封管后，输液接头固定不应低于导管尖端，以防血液回流，增加堵管风险。

2.禁止张力性粘贴，避免损伤皮肤。

3.外周静脉短导管延长管应平行于血管且呈 U 形固定，不应与血管交叉。

4.不应覆盖穿刺点，易掩盖置管并发症。

5.不应使用有弹性或无弹性的绷带卷来固定任何类型的血管通路装置。

（八）整理用物

1.脱手套，手消毒，妥善安置患儿。

2.垃圾分类处理。

3.洗手，记录。

【内容说明】

正确进行垃圾分类处理，按照要求将垃圾放入医疗垃圾桶、生活垃圾桶及利器盒内。

【重点提示】

正确垃圾分类，正确使用锐器盒，避免针刺伤。

（九）健康宣教

1. 外周静脉短导管留置期间，应妥善保护，不要压迫及牵拉，避免脱落。

2. 穿衣时，先穿有外周静脉短导管侧肢体，再穿无短导管侧肢体；脱衣时，先脱无外周静脉短导管侧肢体，再脱有外周静脉短导管侧肢体。

3. 不要撕拉敷贴或者胶布，不要旋转外周静脉短导管尾部的接头，不要剧烈运动，不要沾水。

4. 敷贴卷边或渗血后，请及时告知护士。

5. 拔除外周静脉短导管后用无菌棉签或棉球纵向按压穿刺点直至不出血。

密闭式外周静脉短导管操作考核评分标准，详见附录 B。

第四章 儿童外周静脉短导管维护操作

一、操作标准

1.在每次输液之前，应评估导管功能，抽回血并冲洗血管通路装置，预防并发症。

2.在每次输液之后，应冲洗血管通路装置，以清除导管内腔中残留的药物，从而减少不相容药物相互接触的风险。

3.输液结束冲管后，应对血管通路装置进行封管。通过使用不同类型的封管液，可以减少内腔堵塞和导管相关性血流感染的风险。

4.建议使用无针输液接头进行连接，避免针刺伤。

5.建议使用带延长管的输液接头进行连接，避免发生静脉炎及非计划性拔管等相关并发症。

6.建议使用表面平滑、结构简单、通路透明的输液接头，避免接头内药物或血液残留。

二、操作步骤

（一）操作前准备

1.护士准备　服装整洁、洗手、戴口罩。

2.环境准备　安全、清洁、明亮。

3.用物准备　一次性垫巾、预充式导管冲洗器或10ml注射器及单剂量0.9%氯化钠注射液、透明敷贴、胶布、弯盘、酒精棉片或棉签及消毒剂，见图4-1，图4-2。

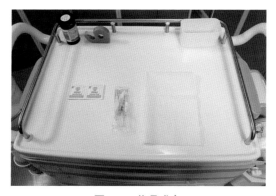

图 4-1 物品准备

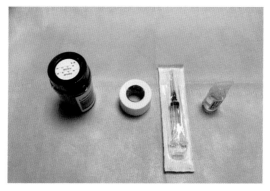

图 4-2 单剂量 0.9% 氯化钠注射液和注射器

【内容说明】

1. 应选择单剂量溶液进行冲管和封管。

（1）预充式导管冲洗器可降低导管相关性血流感染的风险，并节省手工配制用液的时间。

（2）如果必须使用多剂量液体，一瓶液体只可应用于一位患儿。

（3）如果使用手工配制冲管液应选用 10ml 管腔注射器。

2. 在冲管和封管操作之前应对连接的接头表面进行充分消毒。

3. 使用不含防腐剂的 0.9% 氯化钠注射液冲洗所有血管通路装置。

（1）冲管液量至少是导管与附加装置容积的 2 倍。

（2）给药前后宜用 0.9% 氯化钠注射液脉冲式冲洗导管，当药物与氯化钠不相容时，应先用 5% 葡萄糖注射液冲管后再用 0.9% 氯化钠注射液冲管。

【重点提示】

1. 不建议使用大瓶液体进行冲封管，以免增加感染风险，见图 4-3。

2. 不可将静脉输注溶液作为冲管液。

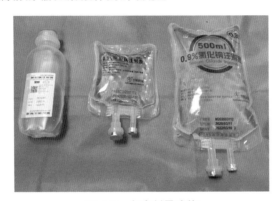

图 4-3　多次剂量液体

（二）核对

1. 核对医嘱。

2. 核对床头牌及患儿腕带。

3. 向患儿及家长解释操作目的、方法和注意事项。

【内容说明】

1. 核对时应采取主动核对的方式，对于不能配合及无陪住的患儿，应核对床头牌和腕带。

2. 至少核对患儿两项基本信息。

【重点提示】

不应采取被动核对的方式，如"你是某某吗？"，避免无效应答。

（三）评估短导管及敷料

1.评估外周短导管的完整性，评估敷贴有无松动、卷边、潮湿或明显污染，敷贴内是否有血迹（图4-4）。

2.评估穿刺部位有无红肿及渗液。

3.评估导管及接头内有无回血。

4.评估置管日期。

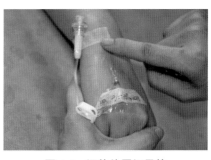

图 4-4　评估外周短导管

【内容说明】

1.敷贴有松动、卷边、潮湿或明显污染，敷料内有血迹时应更换敷料、消毒穿刺点。

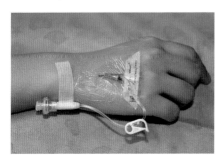

图 4-5　短导管内有回血

2.在进行置管部位护理和血管通路装置敷贴的更换时，均应遵循无菌技术原则。

3.置管部位有渗血、渗液及红肿时应拔除短导管。

4.外周短导管及接头内有回血时应判断是否为陈旧性、有无凝集，接头内回血较多时应更换输液接头，见图4-5。

（四）消毒接头

1.使用酒精棉片消毒方法

（1）将一次性垫巾置于患儿手臂下。

（2）将酒精棉片包装相邻两边撕开，见图4-6。

（3）将酒精棉片打开，见图4-7。

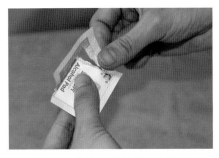

图 4-6　将外包装相邻两边撕开

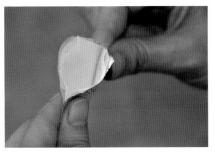

图 4-7　打开外包装

（4）将输液接头包裹在酒精棉片内，用力擦拭接头横截面及周围螺口，消毒时间应达 15 秒，见图 4-8。

（5）消毒后，将酒精棉片与输液接头放在妥当处，待干，见图 4-9所示。

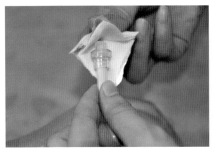

图 4-8　包裹输液接头用力擦拭

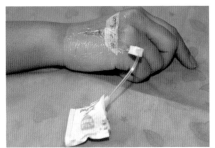

图 4-9　妥善放置输液接头

2. 使用棉签及消毒剂消毒方法

（1）消毒剂选择：消毒剂包括 75% 乙醇、碘伏（聚乙烯吡咯烷酮碘）或 > 0.5% 的氯己定乙醇溶液。

（2）将棉签蘸取消毒剂后采用机械法强力擦拭输液接头进行消毒，先消毒接头进液端，再消毒接头四周后待干。

3. 使用含消毒剂的被动式消毒帽

（1）消毒帽取下后，可能需进行多次连接血管通路装置给药（如使用导管冲洗器和连接给药装置），在每次连接前均需进行消毒并更换消毒帽。

（2）根据无针输液接头的设计，连接血管通路装置前用力擦拭输液接头应达 15 秒。

【内容说明】

1. 消毒和待干时间根据无针接头的设计和消毒剂性能决定。

2. 即使对有抗菌性的无针输液接头进行消毒时，也需用机械法强力擦拭。

3. 如果使用含消毒剂的被动式消毒帽，待消毒帽取下后，给药前及连接血管通路装置前均需对输液接头进行消毒。

4. 消毒帽取下后不能重复使用。

【重点提示】

1. 不要将酒精棉片从包装中取出，除非戴无菌手套，以免可能的污染。

2. 消毒后，不可随意放置输液接头，避免污染。

3. 被动式消毒帽不能反复使用，应根据医院规定使用。

（五）导管功能评估

1. 使用预充式导管冲洗器

（1）激活预充式导管冲洗器，操作方法：撕开包装，取出预充式导管冲洗器，轻推芯杆激活冲洗器（冲洗器是清洁包装，在排气时芯杆不可回撤，否则违反无菌原则），见图 4-10。

（2）如果使用无针输液接头，打开预充式导管冲洗器锥头帽，排气，将预充式导管冲洗器垂直插入无针输液接头并旋紧（图 4-11），抽回血，冲洗导管，评估有无阻力，确定导管是否通畅。

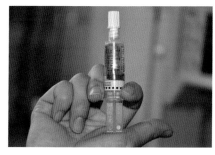

图 4-10　激活预充式导管冲洗器

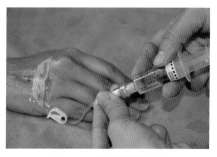

图 4-11　连接输液接头

（3）如果使用肝素帽，取出头皮钢针（注射器针头），打开预充式导管冲洗器锥头帽连接后排气，将头皮钢针（注射器针头）插入肝素帽内，抽回血，冲洗导管，评估有无阻力，确定导管是否通畅。

2. 使用注射器及单剂量 0.9% 氯化钠注射液

（1）注射器内抽取 5ml 0.9% 氯化钠注射液，贴上标签。

（2）如果使用无针输液接头，将注射器针头移除，注射器乳头垂直插入无针输液接头并旋紧，抽回血，冲洗导管，评估有无阻力，确定导管是否通畅。

（3）如果使用肝素帽，将注射器针尖垂直插入肝素帽内，抽回血，冲洗导管，评估有无阻力，确定导管是否通畅。

【内容说明】

1. 如果可以抽到回血，冲洗导管无阻力，说明导管通畅，可以继续使用。

2. 如果不能抽到回血，冲洗导管无阻力、无渗出，可以继续使用，但在进行静脉输注时应严密观察，并且不应进行发泡剂等刺激性药物输注。

【重点提示】

1. 抽回血时不要将血液抽到注射器或冲洗器内。

2. 如果血液回抽到注射器或冲洗器内，应丢弃掉，禁止再次推入患儿静脉内。

3. 血液回抽进入输液接头，不易冲净，有感染的风险，故不要将血液回抽进入输液接头。

（六）冲洗导管

1. 静脉注射药物后，输注血制品、肠外营养液、造影剂和其他黏稠液体后及多组药物连续输注间隙，应用预充式导管冲洗器或注射器冲洗导管。

2. 连接预充式导管冲洗器或注射器和输液接头，一手持输液接头，一手持预充式导管冲洗器或注射器，使用脉冲式冲管技术，用手掌大鱼际肌抵住针栓，采用推一下停一下的方法进行冲洗，见图 4-12。

3. 如果使用普通预充式导管冲洗器或者传统注射器，在冲管时应保留 0.5 ～ 1ml 冲管液，防止胶塞变形引起的血液回流。

4. 如果使用预防回流设计的预充式导管冲洗器，将冲管液可一推到底（全部推入导管内）。

5. 冲管后分离预充式导管冲洗器和接头，连接接头和输液管路。

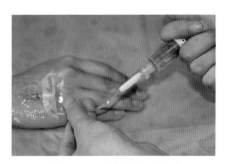

图 4-12　脉冲式冲洗导管

【内容说明】

1. 冲管时，液量应是导管与延长管容积的 2 倍，但在输血、抽血或输注刺激性药物后应增加冲管液量。一般患儿 3 ～ 5ml，新生儿 2ml 即可。

2. 冲洗双腔接头短导管时，应分别冲洗两个接头。

【重点提示】

新生儿所有的输液管路，只能使用不含防腐剂的溶液冲洗。

（七）封管

1. 每次使用外周静脉短导管完毕后应立即按照正压封管技术封管。

2. 使用正压输液接头时，普通预充式导管冲洗器或传统注射器，封管液脉冲式推至剩余 0.5ml；专为预防回流设计的预充式导管冲洗器可以不剩余封管液，应脉冲式一推到底，移除预充式导管冲洗器或注射器，在靠近针座处（近心端，见图 4-13）夹闭。

3. 使用负压输液接头时，普通预充式导管冲洗器或传统注射器，封管液脉冲式推至剩余 0.5ml；专为预防回流设计的预充式导管可脉冲式一推到底，在靠近针座处（近心端）夹闭，移除冲洗器

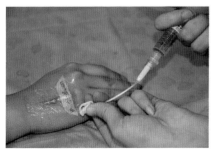

图 4-13　在近心端夹闭

或注射器。

4.使用平衡压无针接头（等压无针接头）时，不依赖冲管技术，在分离注射器前或后夹闭均可。

5.肝素的浓度应为不引起系统抗凝，儿科可使用 0.9% 氯化钠注射液或含有 1 ～ 10 U/ml 肝素的 0.9% 氯化钠注射液。

【内容说明】

1.封管液的量至少应为导管加延长管容积的 1.2 倍。

2.在靠近针座处（近心端）夹闭导管，移除冲洗器。

3.非正压接头：正压手法封管，注射封管液至余 0.5 ～ 1ml 时，迅速夹闭（不可触及夹子近导管端的延长管），再撤除注射器，以避免封管时的血流反流。

4.正压接头：先撤除注射器，再夹闭导管，减少血液反流。

5.如需用肝素液封管，也应先用 0.9% 氯化钠注射液冲管。

【重点提示】

夹闭位置不正确（图 4-14）或未夹闭（图 4-15）均会影响封管效果，造成导管内回血。

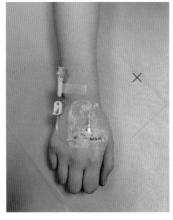 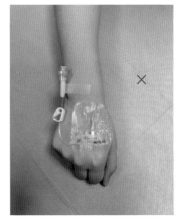

图 4-14　夹闭位置错误　　　　图 4-15　未夹闭

（八）固定

高举平台法固定输液接头部位，见图 4-16。

【内容说明】

固定时延长管应呈 U 形，Y 形接口向外。输液接头要高于导管尖端，且与血管平行。

【重点提示】

延长管不能压迫穿刺静脉，见图 4-17。固定延长管时应避开穿刺静脉。

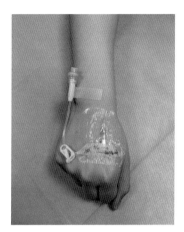

图 4-16　固定

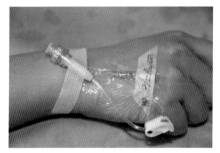

图 4-17　延长管压迫静脉

（九）整理用物

垃圾分类处理，妥善安置患儿。

（十）健康宣教

1.教会患儿及家长保护穿刺部位，出现局部疼痛、贴膜松动等异常时及时通知护士。

2.告诉患儿及家长不要随意打开阻断装置。

3.告知患儿穿刺侧手臂不要提重物，避免回血造成堵管。

第五章　儿童外周静脉短导管拔除操作

一、拔除标准

1. 了解导管规格类型，外周静脉短导管留置时间应按照说明书规定时间使用。

2. 在任何医疗环境中，如血管通路装置在非最优无菌环境下插入，应在 24～48 小时更换。

3. 应每日评估外周静脉短导管，发生导管相关性并发症及导管完整性受损时立即拔除。

4. 在护理计划中不再需要或 24 小时以上未再使用，应拔除外周静脉短导管。

二、操作步骤

（一）评估

1. 评估患儿穿刺点及周围皮肤情况，见图 5-1。

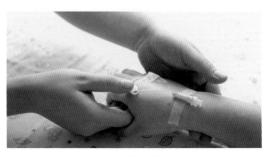

图 5-1　拔管前评估

2.评估外周静脉短导管留置时间。

【内容说明】

在我国，外周静脉短导管留置时间为 72 ～ 96 小时，具体留置时间参照产品说明书。当导管出现功能障碍（冲洗时阻力，缺乏血液回流）或出现疼痛、压痛、红斑、皮温改变等静脉炎症状时应予以拔除，怀疑导管被污染或结束治疗时应立即拔除导管。

（二）操作前准备

1.操作人员准备　洗手、戴口罩。

2.患儿准备　向患儿及家长解释操作目的、过程、配合事项，协助患儿取舒适体位。

3.环境准备　环境清洁、室温适宜。

4.用物准备　治疗车、无菌棉球及胶布或输液贴、手消毒剂（必要时备清洁手套）、医疗垃圾桶、生活垃圾桶，见图 5-2。

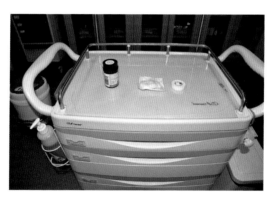

图 5-2　用物准备

（三）核对

1.核对医嘱，知晓患儿治疗计划及方案。

2.核对患儿信息：采用两种以上方式进行核对。

（四）拔除

1. 手消毒，备好无菌输液贴。
2. 去除导管固定胶布，见图5-3。

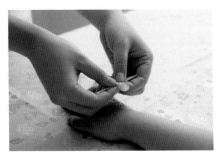

图 5-3　去除导管固定胶布

3. 0°牵拉贴膜周边，移除时应顺毛发生长的方向，减轻患儿疼痛，见图5-4。
4. 180°移除透明贴膜，见图5-5，将其放入医疗垃圾桶内。

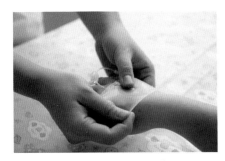

图 5-4　0°牵拉贴膜

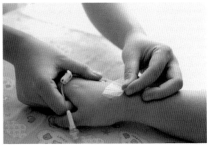

图 5-5　180°移除贴膜

5. 拔除导管的同时使用无菌输液贴纵向按压穿刺点，见图5-6。
6. 检查导管长度及完整性，见图5-7。

【内容说明】

1. 使用输液贴或无菌棉球轻轻按压穿刺点，拔除导管后立即纵向按压穿刺点。

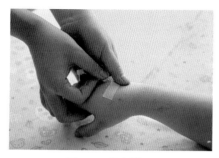
图 5-6 纵向按压

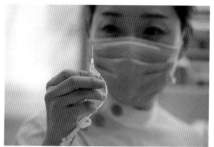
图 5-7 检查导管长度及完整性

2. 纵向持续按压穿刺点直至不出血为止，凝血功能异常及哭闹的患儿需延长按压时间。

3. 如果患儿置管时间较长，导管与皮肤组织有粘连，应先将短导管左右松动后再拔除。

【重点提示】

避免横向（与血管垂直）按压，以免引起出血、皮下淤血，见图5-8。

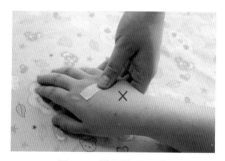

图 5-8 错误按压手法

（五）整理用物

垃圾分类处理，妥善安置患儿。

【重点提示】

拔除的外周短导管为软管，应放入医疗垃圾桶内，而非利器盒中。

（六）健康宣教

1. 纵向持续按压穿刺点直至不出血为止，凝血功能异常、患儿哭闹等情况需延长按压时间。

2. 避免剧烈活动，24 小时内避免穿刺点沾水。

3. 拔除导管后应注意观察穿刺点，若部位有红、肿等异常情况应即时处理。

参 考 文 献

陈海花，董建英. 2016. 儿科护士规范操作指南. 北京：中国医药科技出版社.

崔振泽. 2017. 儿童输液治疗护理指导手册. 沈阳：辽宁科学技术出版社.

李小寒，尚少梅. 2017. 基础护理学. 第6版. 北京：人民卫生出版社.

倪鑫. 2016. 儿科临床操作手册. 第2版. 北京：人民卫生出版社.

吴丽芬，何娇，刘恋. 2018. 儿童静脉治疗安全与管理. 郑州：河南科学技术出版社.

吴玉芬，杨巧芳，夏琪. 2021. 静脉输液治疗专科护士培训教材. 北京：人民卫生出版社.

中华人民共和国国家卫生和计划生育委员会. 静脉治疗护理技术操作规范：WS/T 433—2013.（2014-12-12）[2021-3-21]. http://www.nhc.gov.cn/ewebeditor/uploadfile/2014/12/20141212142815390.PDF.

朱丽辉，谢鑑辉. 2018. 儿科静脉治疗护理标准化操作程序. 长沙：湖南科学技术出版社.

Gahart BL，Nazareno AR，Ortega MQ. 2019. Intravenous Medications：A Handbook for Nurses and Health Professionals. 35th ed St. Louis：Elsevier Inc.

Moureau NL. 2019. Vessel Health and Preservation：The Right Approach for Vascular Access. Basel：Springer.

附 录 A

开放式外周静脉短导管操作考核评分标准

科室： 姓名： 得分： 考核人签字：

步骤	项目	总分	操作要点	考核要点	评分等级		
					A	B	C
操作评估10分	患儿情况评估	3	病情、年龄、意识、配合程度、过敏史、穿刺史、心肺功能等	评估方法正确、无漏项，并根据评估结果选择合适的输液工具	3	2	0
	治疗方案评估	4	治疗周期、用药性质、液体量等		4	2	1
	输液部位评估	3	穿刺部位皮肤、血管情况及肢体活动度		3	2	0
操作前准备10分	操作人员准备	2	着装整洁、洗手、戴口罩	按压手部消毒液瓶塞方法正确，洗手方法正确，正确戴口罩	2	1	0
	患儿准备	4	核对患儿信息	采用两种以上方式进行核对	1	0	0
			解释操作目的、过程、配合事项	项目无遗漏	2	1	0
			协助患儿如厕，取舒适体位	项目无遗漏	1	0	0

步骤	项目	总分	操作要点	考核要点	评分等级		
					A	B	C
操作前准备10分	物品准备	3	治疗车上层物品：无菌弯盘、外周静脉短导管、无针输液接头、预充式导管冲洗器（或10ml注射器、0.9%氯化钠注射液）、配好的液体、输液器、透明敷贴、胶布、皮肤消毒剂、酒精棉片、无菌棉签、快速手消毒液、止血带、清洁手套、治疗巾、输液卡、移动护理终端(personal digital assistant，PDA）、笔等。治疗车下层物品：生活垃圾桶、医疗垃圾桶、利器盒	物品准备齐全无漏项	3	2	1
	环境准备	1	保护患儿隐私，保持环境清洁、明亮、室温适宜放下床挡，调整输液架	环境利于操作	1	0	0
穿刺步骤50分	静脉选择	4	儿童应首选前臂或手背静脉婴幼儿、新生儿可考虑头皮静脉输液不走路时可选择足部静脉禁止选择被用来吮吸的手部或手指	选择正确	2	1	0
			血管血流丰富、粗直、弹性好、充盈、易触及；皮肤完整性好	评估血管弹性	1	0	0
			避开关节和静脉瓣	选择正确	1	0	0
	消毒	3	消毒面积8cm×8cm，小婴儿手背面积小，消毒面积应大于敷贴面积，消毒后，待干	消毒方法、消毒时间正确；面积正确	3	2	1
	导管选择	2	满足患儿输液治疗的前提下选择最短、型号最小的导管	导管型号选择适宜	2	1	0

续表

步骤	项目	总分	操作要点	考核要点	A	B	C
穿刺步骤 50分	敷贴准备	1	打开透明敷贴，标注日期、时间、操作者	敷贴选择正确且无污染	1	0	0
	排气	2	打开外周静脉短导管	型号选择正确	1	0	0
			输液器排气，预充输液接头	无污染，减少药液浪费	1	0	0
	戴手套	1	手消毒，戴清洁手套	符合要求	1	0	0
	扎止血带	3	松紧度适宜，放入2横指	判断方法正确	1	0	0
			穿刺点上方6～10cm处扎止血带	距离合适，不污染	1	0	0
			时间不超过2分钟	符合要求	1	0	0
	第二次消毒	1	面积8cm×8cm	符合要求	1	0	0
	核对	1	再次核对患儿信息	无漏项	1	0	0
	穿刺	10	一只手绷紧皮肤，另一只手拇指和中指捏住回血腔，示指按住推送板，针尖斜面向上10°～30°直刺血管	方法正确，角度合适	5	3	1
			见回血后降低角度再进针0.2～0.3cm，右手单手送管，将导管完全推送入静脉内	保证导管在血管内	5	3	1
	松止血带	2	松止血带，嘱患儿松拳	及时	2	1	0
	固定	15	无张力持膜以穿刺点为中心放置	持膜方法正确、对位准确	2	1	0
			塑形	方法正确	2	1	0
			自内向外按压整片透明敷贴	使敷贴与皮肤贴合，无气泡	2	1	0

步骤	项目	总分	操作要点	考核要点	评分等级		
					A	B	C
穿刺步骤50分	固定	15	边去除边框边按压	方法正确	2	1	0
			一只手V形按压，另一只手平行撤出针芯，连接无针输液接头，静脉注射0.9%氯化钠注射液，观察外周静脉短导管通畅情况，正压封管	V形按压要避免手指破坏无菌区域；平行撤针芯减少针头摆动	3	2	0
			将标注穿刺日期、时间、操作者的标签记录纸贴于敷贴下缘	方法正确	3	2	1
			采用高举平台法U形固定延长管，输液接头高于导管尖端，与血管平行，避免压迫穿刺静脉	方法正确	1	0	0
	连接	2	核对患儿，连接输液器，按医嘱调节滴速	滴速正确	2	1	0
	整理用物	1	垃圾分类处理	方法正确	1	0	0
	脱手套、洗手	1	脱手套，七步洗手法	方法正确	1	0	0
	记录	1	再次核对患儿信息，并在输液执行单上签字	无漏项	1	0	0
维护步骤20分	评估穿刺点	2	观察穿刺点有无红肿、渗出、询问患儿穿刺点有无疼痛等症状	评估到位，无漏项	2	1	0
	洗手	1	七步洗手法，戴手套	方法正确	1	0	0

续表

步骤	项目	总分	操作要点	考核要点	评分等级		
					A	B	C
维护步骤20分	断开输液器	1	关闭输液器、去除胶布、断开输液器与短导管的连接	无漏项	1	0	0
	预充式导管冲洗器准备	1	打开预充式导管冲洗器，解开安全阀释放阻力，听到"咔嗒"声后即停止，以示功能开启	释放阻力	1	0	0
	消毒	1	打开 75% 酒精棉片，擦拭消毒输液接头横截面及周边螺口达 15 秒	消毒到位	1	0	0
	排气	2	取下预充式导管冲洗器保护帽，垂直向上排气	无污染，有少量液体排出	1	0	0
			将预充式导管冲洗器与输液接头连接，垂直插入并旋紧	方法正确，无污染	1	0	0
	评估导管	1	抽回血，评估导管功能	回血不可抽到输液接头	1	0	0
	冲管	2	脉冲式冲管	推一下、停一下连续冲管，有节奏，力度适中	2	1	0
	封管	2	正压封管，靠近导管座处夹闭单手夹	夹闭位置正确	2	1	0
	撤除	1	撤除预充式导管冲洗器	无漏项	1	0	0
	固定	2	采用高举平台法 U 形固定延长管，输液接头高于导管尖端，与血管平行	方法正确	2	1	0
	整理用物	1	垃圾分类	方法正确	1	0	0

续表

步骤	项目	总分	操作要点	考核要点	评分等级		
					A	B	C
维护步骤 20分	洗手	1	脱手套，七步洗手法	方法正确	1	0	0
	健康教育	2	健康宣教	内容全面	2	1	0
拔除步骤 10分	去除贴膜	3	180°或0°移除透明敷贴	方法正确	3	2	1
	拔除	2	使用无菌棉签（输液贴）轻按穿刺点，拔除导管后立即纵向按压穿刺点	方法正确	2	1	0
	检查	1	检查核对导管长度及完整性	无漏项	1	0	0
	按压	2	纵向按压穿刺点2～5分钟，凝血功能差者需延长按压时间，直至不出血为止	按压方法正确	2	1	0
	整理用物	1	垃圾分类处理	无漏项	1	0	0
	洗手	1	操作结束后洗手	方法正确	1	0	0
	总分	100		得分			

考核日期：　　　　　　年　　　　月　　　　日

附　录　B

密闭式外周静脉短导管操作考核评分标准

科室：　　　　姓名：　　　　得分：　　　　考核人签字：

步骤	项目	总分	操作要点	考核要点	评分等级 A	B	C
操作评估 10 分	患儿情况评估	3	病情、年龄、意识、配合程度、过敏史、穿刺史、心肺功能等	评估方法正确、无漏项，并根据评估结果选择合适的输液工具	3	2	0
	治疗方案评估	4	治疗周期、用药性质、液体量等		4	2	1
	输液部位评估	3	穿刺部位皮肤、血管情况及肢体活动度		3	2	0
操作前准备 10 分	操作人员准备	2	着装整洁、洗手、戴口罩	按压手部消毒液瓶塞方法正确，洗手方法正确，正确佩戴口罩	2	1	0
	患儿准备	4	核对患儿信息	采用两种以上方式进行核对	1	0	0
			解释操作目的、过程、配合事项	项目无遗漏	2	1	0
			协助患儿如厕，取舒适体位	项目无遗漏	1	0	0

步骤	项目	总分	操作要点	考核要点	评分等级		
					A	B	C
操作前准备 10 分	物品准备	3	治疗车上层物品：无菌弯盘、外周静脉短导管、预充式导管冲洗器、配好的液体、输液器、透明敷贴、胶布、皮肤消毒剂、酒精棉片、无菌棉签、快速手消毒液、止血带、清洁手套、治疗巾、输液卡、移动护理终端（personal digital assistant，PDA）、笔等。治疗车下层物品：生活垃圾桶、医疗垃圾桶、利器盒	物品准备齐全无漏项	3	2	1
	环境准备	1	保护患儿隐私，保持环境清洁、明亮、室温适宜 放床挡，调整吊瓶架	环境利于操作	1	0	0
穿刺步骤 50 分	静脉选择	4	儿童应首选前臂或手背静脉 婴幼儿、新生儿可考虑头皮静脉输液 不走路时可选择足部静脉 禁止选择被用来吮吸的手部或手指	选择正确	2	1	0
			血管血流丰富、粗直、弹性好、充盈、易触及；皮肤完整性好	评估血管弹性	1	0	0
			避开关节和静脉瓣	选择正确	1	0	0
	消毒	3	消毒面积 8cm×8cm，小婴儿手背面积小，消毒面积应大于敷贴面积，消毒后待干	消毒方法、消毒时间正确；面积正确	3	2	1
	导管选择	2	满足患儿输液治疗的前提下选择最短、型号最好的导管	导管型号选择适宜	2	1	0

步骤	项目	总分	操作要点	考核要点	评分等级		
					A	B	C
穿刺步骤 50 分	敷贴准备	1	打开透明敷贴，标注穿刺日期、时间、操作者	透明敷贴无污染	1	0	0
	排气	2	打开导管、连接输液器	打开方法正确	1	0	0
			输液器排气	无污染	1	0	0
	戴手套	1	手消毒，戴无菌手套	符合要求	1	0	0
	系止血带	3	穿刺点上方 6～10cm 处扎止血带	距离合适，不污染无菌区，松紧适度	2	1	0
			时间不超过 2 分钟	符合要求	1	0	0
	第二次消毒	1	面积 8cm×8cm	符合要求	1	0	0
	松动针芯	3	一只手持导管座，另一只手垂直向上去除护针帽	持针方法正确	1	0	0
			左右转动针芯	严禁上下拉动针芯	1	0	0
			再次排气	有液体滴出	1	0	0
	核对	1	再次核对患儿信息	无漏项	1	0	0
	穿刺	10	绷紧皮肤，针尖斜面朝上，以 15°～30° 直刺静脉，进针速度宜慢	方法正确，角度合适	3	2	1
			导管内见回血后降低角度至 5°～10° 再继续进针 2mm	保证导管和针芯均在血管内	3	2	1
			将针芯后撤 2～3mm	后撤针芯长度适宜，已抽出的部分针芯不能再重新插入	4	3	1

步骤	项目	总分	操作要点	考核要点	评分等级		
					A	B	C
穿刺步骤 50 分	送导管	2	一只手绷紧皮肤，另一只手持导管座，将导管完全送入血管（或采用单手送针法）	导管全部在血管内	2	1	0
	松止血带	2	松止血带	及时	1	0	0
			打开滴速调节器，调节滴速	根据医嘱调节滴速	1	0	0
	撤针芯	2	一只手固定导管座，另一只手持针翼座末端撤出针芯直至针尖保护装置自动激活	无导管向外脱出，手不接触针芯，及时放于利器盒内	2	1	0
	固定	10	一只手继续固定短导管，另一只手无张力持膜以穿刺点为中心放置，将隔离塞完全覆盖	持膜方法正确、对位准确、隔离塞被完全覆盖	1	0	0
			塑形	使敷贴与皮肤贴合无气泡	2	0	0
			自内向外按压整片透明敷贴	方法正确	1	0	0
			边去除边框边按压	方法正确	1	0	
			采用高举平台法 U 形固定延长管，输液接头高于导管尖端，与血管平行，Y 形接口朝外，避免压迫穿刺静脉	开口朝向外侧，利于操作	3	2	1
			脱手套、洗手	无漏项	1	0	0
			将标注穿刺日期、时间、操作者的标签记录纸覆盖在隔离塞末端，使敷贴覆盖区形成相对无菌区	标签记录纸位置正确，无漏项	1	0	0
	调节滴速	1	按医嘱调节滴速	滴速正确	1	0	0

步骤	项目	总分	操作要点	考核要点	评分等级 A	B	C
穿刺 步骤 50分	核对	1	再次核对患儿信息，并在输液执行单上签字	无漏项	1	0	0
	整理 用物	1	垃圾分类处理	无漏项	1	0	0
维护 步骤 20分	评估 导管	2	观察穿刺点有无红肿、渗出，询问患儿穿刺点有无疼痛等症状	评估到位无漏项	2	1	0
	洗手	1	七步洗手法，戴手套	方法正确	1	0	0
	断开输 液器	1	关闭输液器、去除胶布、断开输液器与短导管的连接	无漏项	1	0	0
	预充式 导管冲 洗器准 备	1	打开预充式导管冲洗器，解开安全阀释放阻力，听到"咔嗒"声后即停止，以示功能开启	释放阻力	1	0	0
	消毒	1	打开酒精棉片，消毒输液接头横截面及周边，至少各15秒	消毒到位	1	0	0
	排气	2	取下预充式导管冲洗器保护帽，垂直向上排气	无污染，有少量液体排出	1	0	0
			将预充式导管冲洗器与输液接头连接，垂直并插入旋紧	方法正确，无污染	1	0	0
	评估 导管	1	抽回血，评估导管功能	回血不可抽到输液接头	1	0	0
	冲管	2	生理盐水脉冲式冲管	推一下、停一下，连续有节奏冲管，力度适中	2	1	0
	封管	2	正压封管，靠近导管座处夹毕阻断装置	夹闭位置正确	2	1	0
	撤除	1	撤除预充式导管冲洗器	无漏项	1	0	0

续表

步骤	项目	总分	操作要点	考核要点	评分等级 A	B	C
维护步骤20分	固定	2	采用高举平台法 U 形固定延长管，输液接头高于导管尖端，与血管平行，Y 形接口朝外	开口朝向外侧，利于操作	2	1	0
	整理用物	1	垃圾分类	无漏项	1	0	0
	摘手套	1	摘手套，七步洗手法	方法正确	1	0	0
	健康教育	2	健康宣教	内容全面	2	1	0
拔除步骤10分	评估导管	2	观察穿刺点有无红肿，渗出，询问患儿穿刺点有无疼痛，去除胶布	观察到位	2	1	0
	去除贴膜	2	180° 或 0° 移除透明敷贴	方法正确	2	1	0
	拔除	2	使用输液贴轻按穿刺点，拔除导管后应立即纵向按压穿刺点	方法正确	2	1	0
	检查	1	检查导管长度及完整性	无漏项	1	0	0
	按压	1	纵向按压穿刺点2～5分钟，凝血功能差者需延长按压时间，直至不出血为止	按压方法正确	1	0	0
	消毒	1	消毒穿刺点后用输液贴覆盖穿刺点，防止拔管后穿刺点感染	无漏项	1	0	0
	用物处理	1	垃圾分类处理	无漏项	1	0	0
	总分	100		得分			

考核日期： 　　　　年　　　月　　　日